PUBLICATIONS DE LA SOCIÉTÉ FRANÇAISE D'HYGIÈNE

DE L'ABSORPTION

PAR LA PEAU

PENDANT LE BAIN

PAR

Le Dr Hermann KELLER

MÉDECIN CONSULTANT A RHEINFELDEN (SUISSE)

PARIS

GEORGES CARRÉ, ÉDITEUR

58, Rue Saint-André-des-Arts

1890

Organe de la Société :

JOURNAL D'HYGIÈNE

CLIMATOLOGIE

EAUX MINÉRALES, STATIONS HIVERNALES ET MARITIMES, ÉPIDÉMIOLOGIE

Bulletin des Conseils d'Hygiène et de Salubrité

PUBLIÉ PAR

Le Dr Prosper DE PIETRA SANTA

Le Journal paraît tous les Jeudis.

20 francs par an.   **30, rue du Dragon.**

PARIS

PUBLICATIONS DE LA SOCIÉTÉ FRANÇAISE D'HYGIÈNE

DE L'ABSORPTION

PAR LA PEAU

PENDANT LE BAIN

PAR

Le Dr Hermann KELLER

MÉDECIN CONSULTANT A RHEINFELDEN (SUISSE)

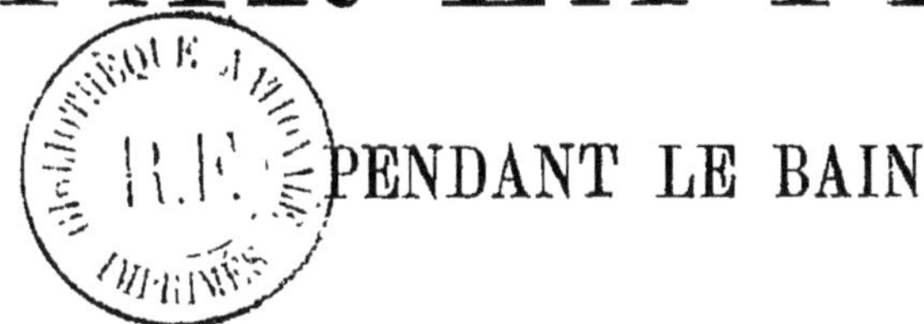

PARIS

GEORGES CARRÉ, ÉDITEUR

58, Rue Saint-André-des-Arts

1890

DE L'ABSORPTION
PAR LA PEAU

PENDANT LE BAIN

De tout temps, la question de l'absorption par la peau pendant le bain a donné lieu à de savantes recherches et à d'ardentes polémiques. Tantôt elle a été résolue dans un sens positif, et tantôt (le plus souvent) dans un sens négatif.

Citer aujourd'hui les noms des différents auteurs avec leurs opinions respectives m'entraînerait au delà des limites qui me sont assignées pour la présente communication.

Je me borne à constater qu'au cours des dix dernières années, la plupart des travaux ont fourni des résultats négatifs, à savoir que : « La peau saine et intacte de l'homme n'absorbe dans le bain aucune substance ou élément venant de l'extérieur ».

Plus récemment, pendant que les expériences de KOPPF, de Russie, ont abouti à un résultat positif (l'absorption), celles de RITTER de Berlin et de STAS de Bruxelles sont arrivées à l'opinion contraire (non-absorption).

Koppf faisait des expériences avec des bains tenant en solution du sublimé et de l'iodure de potassium. Il plongeait dans le bain les différentes extrémités du corps, et pouvait ainsi, chaque fois, retrouver dans les urines le sublimé (analyse qualitative et quantitative) et l'iodure.

Le même résultat était obtenu, soit en lavant préalablement les parties avec de l'eau de savon, soit en négligeant cette précaution. Toutefois, après le nettoyage avec le savon, l'éther ou l'alcool, l'absorption était plus manifeste et plus accentuée. La constatation de la présence de l'iode se réalise d'ordinaire, mais toujours si les urines ont été calcinées, car la couleur de l'urine trouble la réaction ; de plus, l'iode qui entre en combinaison avec les éléments ou substances organiques, ne peut être reconnu qu'après la combustion complète desdits éléments.

Stas, qui employait, pour ces expériences, des bains contenant de l'arséniate de potassium, ne pouvait constater par l'analyse chimique aucun phénomène d'absorption.

Ritter qui utilisait l'acide salicylique (solutions à 4 et 5 0/0), retrouvait bien dans les urines ce même acide salicylique, mais il constatait aussi sur la surface cutanée certaines lésions de l'épiderme, occasionnées par ces solutions concentrées.

En reprenant l'étude du problème de l'absorption par la peau, j'ai procédé avec le plus de soin possible aux expériences suivantes :

I. — *Expérience avec des bains chlorurés sodiques à 3 0/0, à la température de 35°, pendant une durée de 30 minutes.*

J'ai réglé ma nourriture journalière d'une manière absolument précise et égale en la préparant à l'avance :

Elle consistait en :
500 grammes de viande hachée.
500 grammes de pain de troupe (Graham).
100 grammes de beurre.
1500 grammes d'eau.
2 grammes de sel de cuisine.

Ce sont les mêmes proportions de nourriture que j'avais employées dans mes expériences sur l'influence de l'alcool et du massage sur le chimisme normal de l'homme.

La journée d'expérience allait de 9 heures du matin au lendemain à pareille heure. Je prenais mes repas à 9 heures du matin, 1 heure et 7 heures du soir.

Chaque jour, à 9 heures du matin, j'enregistrais le poids de mon corps.

Les urines ont été recueillies avec soin dans des bouteilles bien bouchées et soumises de suite à des analyses quantitatives de *chlore* dans le laboratoire de chimie physiologique de Bâle.

L'expérience a duré douze jours (octobre 1888), ainsi répartis :

D'abord trois jours sans bains, puis sept jours avec un bain chaque jour à 11 heures du matin, et enfin deux jours sans bain.

La quantité quotidienne du chlore de l'urine était dans les premiers jours (2e et 3e jour), ... 1,605
pendant les trois premiers jours de bain 2,291
pendant les sept jours de bain 2,108
après les jours de bain (11e et 12e jour). . . . 1,431

D'où résulte une *augmentation de chlore* pendant la période des bains salins à 3 0/0 de *42.7 0/0* pour les trois premiers jours, et de *31.3 0/0* pour la période entière des sept jours.

En même temps, les urines étaient respectivement augmentées de 21. 9 0/0 (3 premiers jours de bain) et de 10. 4 0/0 (7 jours de bain).

II. — *Expérience avec des bains simples d'eau douce à 35° pendant 30 minutes. L'expérience, faite dans les mêmes conditions que la précédente, n'a duré que huit jours.*

J'ai constaté les quantités suivantes de chlore :
Avant les jours de bain (2 jours) 1,750
Pendant les jours de bain (3 jours) 1,177
Après les jours de bain (2 jours) 2,291

Donc une diminution de chlore de 33 0/0 pendant la période des bains, alors que la quantité des urines est diminuée de 10.7 0/0.

III. — *Expérience avec des bains chlorurés sodiques à 6 0/0 à la température de 35°, de 30 minutes de durée; toujours dans les mêmes conditions.*

L'expérience a duré huit jours : trois jours sans bain, trois jours de bain, deux jours de repos.

La quantité journalière du chlore était :

Avant les jours de bain. 1,320
Pendant les jours de bain. 1,402
Après les jours de bain. 1,430

Donc seulement, une *augmentation de chlore* de 6.2 0/0 pendant la période des bains, augmentation qui s'accentue encore après la période des bains.

La quantité des urines est diminuée de 2.7 0/0.

Dans les expériences II et III, je n'ai pris les bains que pendant trois jours, et ce sont ces résultats que je compare avec ceux des trois premiers jours de bain de l'expérience n° 1.

Le premier jour des expériences n'a jamais été compté pour calculer les moyennes de la période des jours avant celle des bains.

L'augmentation du chlore pendant la période des bains salins à 3 0/0 est donc beaucoup plus considérable que pendant la période des bains à 6 0/0, (31.3 0/0 et 6.2 0/0) tandis que pendant la période des bains simples d'eau douce, il y a même une diminution de chlore de 33 0/0, diminution qui s'équilibre par une augmentation considérable du chlore après la période des bains.

La quantité des urines correspond à la quantité du chlore dans les expériences I et II.

Dans l'expérience III il y a une légère augmentation du chlore (6.2 0/0) et une légère diminution des urines (2.7 0/0).

Quelle est la cause de eette augmentation du chlore dans les expériences avec les bains salins (à 3 0/0 et 6 0/0) et de cette diminution du chlore dans l'expérience avec les bains simples?

Est-ce, dans le premier cas, une absorption par la peau, et dans le second une augmentation de la sécrétion du chlore par la transpiration et par la *perspiratio insensibilis*, ou bien cette cause doit-elle être recherchée dans des troubles de la sécrétion du chlore, qui se trouve en grande provision dans le corps?

Une accélération de la circulation périphérique, une plus vive action du cœur provoquée par une action réflexe dans le premier cas, un ralentissement dans le second, pourraient fournir l'explication de ces phénomènes.

Mes expériences antérieures sur l'alcool et le massage ont démontré que cette augmentation de chlore peut être causée par une sécrétion plus vive dudit chlore (amassé dans le corps, principalement dans le sang, la lymphe et les liquides séreux).

Dans le premier cas, il y a pendant le jour où j'ai bu 150 grammes d'alcool concentré, une augmentation de chlore de 16.7 0/0 avec augmentation des urines de 34.2 0/0; dans le second cas, il y a, pendant la période des trois jours de massage, une augmentation de chlore de 49.3 0/0 et une augmentation des urines de 5.8 0/0.

Pour résoudre la question de l'absorption, il fallait donc faire des expériences avec des sels, qui ne se retrouvent pas dans le corps humain.

J'ai choisi à cet effet l'*iodure de sodium*, qui possède une plus grande diffusibilité que l'iodure de potassium. J'ai pris le sel *iodé*, parce que l'iode peut être reconnu dans des quantités les plus minimes et parce qu'il s'élimine très vite du corps (en 24 heures).

Dans une solution de 10^{cm} cubes, j'ai pu constater avec l'amidon jusqu'à 1/120 milligr. d'iode, avec le chloroforme, jusqu'à 1/100 milligr.

J'ai fait des expériences avec des *bains de bras et main,* des *bains de pied* et des *bains de siège* avec des solutions d'iodure de sodium à 3 0/0 à la température de 35°, pendant une heure de durée, avec lavage préalable des parties au savon et à l'éther, ou sans aucun nettoyage ;

Pendant le bain, le récipient était alternativement ouvert ou fermé pour éviter l'évaporation.

Après le bain, je séchais avec beaucoup de soin les parties baignées en m'assurant qu'il n'existait aucune lésion sur la peau.

J'ai pris les bains entre 5 heures et 6 heures du soir; j'ai recueilli les urines.

Première expérience, bain du bras et de la main gauche, après avoir bien savonné, baignoire ouverte. Réaction d'iode très nette, le second jour aucune réaction.

Deuxième expérience, bain du bras et de la main gauche, sans nettoyage, baignoire couverte. Réaction nulle.

Troisième expérience, la même, les parties préalablement nettoyées avec l'éther, baignoire couverte. Réaction nulle.

Quatrième expérience, la même, nettoyage au savon, baignoire couverte. Réaction nulle.

Cinquième expérience, mêmes conditions que la première. Réaction nulle.

Sixième expérience, bain de siège, sans savonnage préalable, baignoire ouverte. Réaction nette.

Septième expérience, bain des deux pieds, préalablement nettoyés, baignoire ouverte. Réaction nulle.

Huitième expérience, bain des deux pieds, sans nettoyage, baignoire ouverte. Réaction nulle.

Neuvième expérience, bain de siège, sans avoir savonné, mais après le bain, lavage de l'orifice de l'urèthre. Réaction nulle.

Dixième expérience, bain des deux pieds, sans avoir savonné. Réaction nulle.

Entre la *première* et *deuxième* et la *septième* et *huitième expérience* il y a un jour de repos sans réaction d'iode dans l'urine.

J'ai essayé de constater l'iode directement dans l'urine et après l'avoir calcinée avec du carbonate de sodium.

L'analyse directe a été faite avec l'acide nitrique fumant et le chloroforme, et l'analyse indirecte après la calcination de l'urine (chaque fois 100 centimètres cubes) avec le chloroforme et l'amidon.

Dans ces dix expériences, j'ai pu retrouver deux fois l'iode dans l'urine : après le premier bain des bras et de la main gauche, où j'avais une très petite brûlure au premier degré, sur un doigt, et dans le premier bain de siège, après lequel je n'ai pas lavé l'orifice de l'urèthre.

Une absorption par l'inhalation de vapeurs d'iode par les poumons est impossible. J'ai fait des expériences en distillant l'eau des bains. Dans le produit de la distillation je n'ai pas pu constater l'iode. Mais après avoir ajouté de l'acide tartrique à l'eau du bain, par quel procédé l'iodure de sodium est décomposé en acide iodhydrique, cet acide distille et se laisse reconnaître avec le chloroforme et l'amidon.

Mais lorsque j'ai chauffé le liquide du bain seulement jusqu'à 35° à 45° et que j'ai recueilli les vapeurs pendant cinq heures, je n'ai pas pu constater l'iode malgré l'addition de l'acide tartrique.

Il est possible que dans le premier cas il y ait eu une absorption par la petite brûlure du doigt, dans le second cas par la muqueuse de l'urèthre et de l'anus.

Les expériences suivantes prouvent qu'il y a une forte imbibition de la peau dans le bain.

J'ai mis la main seulement pendant une à deux minutes dans une solution d'iodure de sodium de 3 0/0 à la température de 15°, après je l'ai bien séchée et alors lavée dans de l'eau distillée. Dans cette eau j'ai pu constater l'iode d'une manière très accentuée. Même trois heures après le bain ioduré je pouvais encore constater l'imbibition, mais je ne la retrouvais plus après avoir savonné la peau.

Comme *résultat final* de mes expériences je puis donc tirer les conclusions suivantes :

La peau saine et intacte de l'homme n'absorbe pas dans le bain.

L'augmentation du chlore après les bains salins n'est pas due à une absorption de la peau.

Dr H. KELLER (de Rheinfelden).

POST-SCRIPTUM

Nous croyons opportun de rappeler ici les analyses comparatives de l'eau salée et de l'eau mère de Rheinfelden (Suisse), faites par le Pr Bolley de Zurich.

EAU SALÉE

a) Poids spécifique à 14° C., 12.0569.
b) Le litre d'eau salée contient :

Chlorure de sodium	311.6320
Chlorure d'aluminium	0.6382
Chlorure de magnésium	0.3240
Sulfate de chaux	5.9653
Carbonate de chaux	0.1830
Acide silicique	0.0874
Acide phosphorique	traces
Fer	traces
Somme des éléments solides	318.8299
Acide carbonique libre	0.2015

EAU MÈRE

a) Poids spécifique à 14° C., 1509,78.
b) Le litre d'eau mère contient :

Chlorure de sodium	310.1870
Chlorure d'aluminium.	0.0940
Chlorure de magnésium	5.3689
Chlorure de chaux.	2.1440
Chlorure de lithium.	traces
Sulfate de chaux	0.9400
Carbonate de sodium	0.4080
Sulfate de fer.	0.0102
Acide silicique	0.0143
Somme des éléments solides . . .	318.8635

PRINCIPALES PUBLICATIONS DE LA SOCIÉTÉ

(1877-1889)

Nº 1. Dʳ DE PIETRA SANTA. *Société française d'hygiène*, sa raison d'être, son but, son avenir; broch. in-8º, 1877.

Nº 5. ASSAINISSEMENT DE PARIS. Épuration et utilisation des Eaux d'égout de la ville (Presqu'île de Gennevilliers et forêt de Saint-Germain). Documents divers; broch. in-8º, 1880.

Nº 9. ASSAINISSEMENT DE PARIS (Les Odeurs de Paris et les Systèmes des Vidanges); broch. in-8º, 1882.

Nº 11. Dʳ E. MONIN. La propreté de l'individu et de la maison; broch. in-8º, 1884. — 4ᵉ édition 1886.

Nº 14. HYGIÈNE ET ÉDUCATION DE L'ENFANCE (de la naissance à 12 ans). Réunion des trois brochures publiées après les concours de 1879-1884-1886; vol. in-8º, Paris, 1886.

Nº 16. Dʳ BLAYAC. Une colonie scolaire (vacances de 1887; broch. in-8º avec tableaux, 1887).

Nº 18. Dʳ DE PIETRA SANTA et A. JOLTRAIN. Les stations d'eaux minérales du centre de la France. La caravane hydrologique de septembre 1887. Vol. in-8º, illustré de 6 gravures. Paris 1888.

Nº 19. Dʳ DE PIETRA SANTA et A. JOLTRAIN. Les stations d'eaux minérales et les stations sanitaires de la Suisse et des Vosges. La caravane hydrologique d'août 1888. Vol. in-8º, illustré de 12 gravures. Paris 1889.

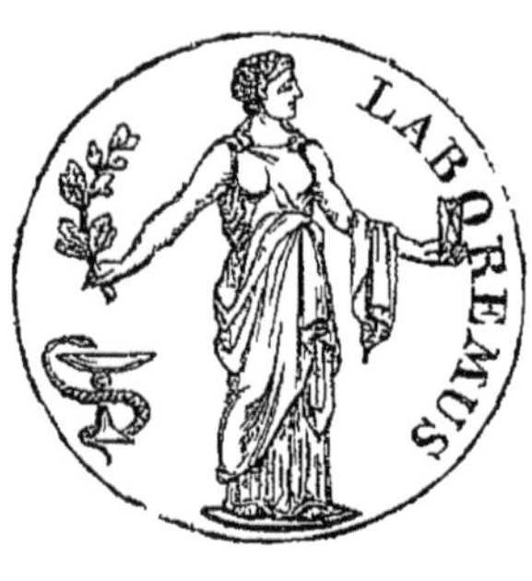

IMPRIMERIE CENTRALE DES CHEMINS DE FER. — IMPRIMERIE CHAIX. — RUE BERGÈRE, 20, PARIS. — 1918-1-90.